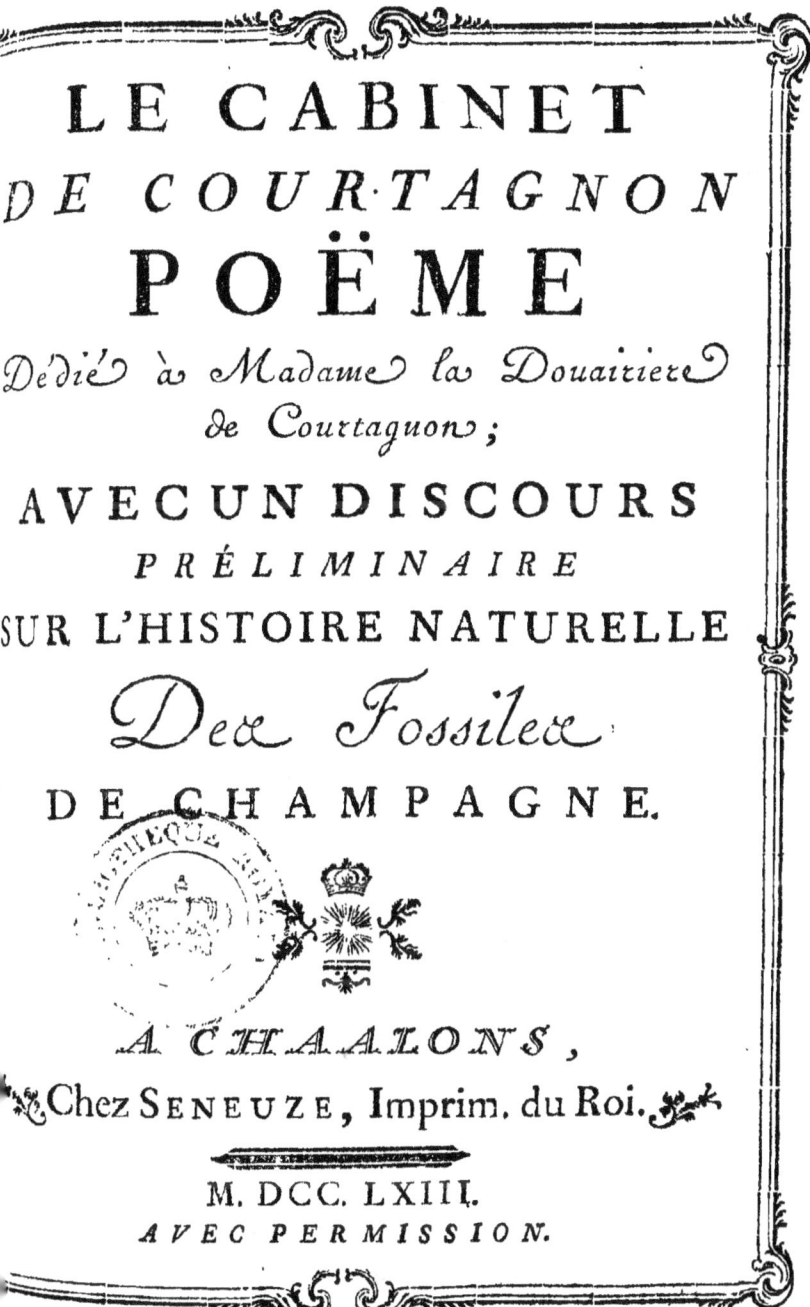

LE CABINET
DE COURTAGNON
POËME

Dédié à Madame la Douairière de Courtagnon ;

AVEC UN DISCOURS
PRÉLIMINAIRE
SUR L'HISTOIRE NATURELLE

Des Fossiles

DE CHAMPAGNE.

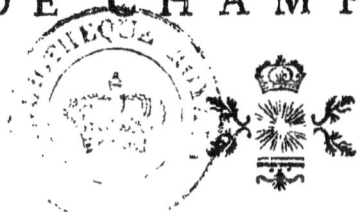

A CHAALONS,
Chez SENEUZE, Imprim. du Roi.

M. DCC. LXIII.
AVEC PERMISSION.

Rei bonæ vel vestigia delectant.

A MADAME

LE FRANC

de Courtagnon,

DOUAIRIERE

De feu M.ᶜ LAGOILLE de Courtagnon, Grand-Maître des Eaux
& Forêts de Champagne, &c. &c.

MADAME,

Décrire les merveilles de la
Nature, & les beaux ouvrages des
Mortels, c'est se montrer ami des
hommes, & contribuer utilement aux
innocens plaisirs de la Société.—

ÉPITRE.

Tel est mon dessein. J'espere qu'il sera favorablement accueilli de tous les honnêtes gens, & surtout des Dames vraiement Philosophes, qui, dans la contemplation des Créatures, sçavent, à votre exemple, MADAME, prendre les aîles du saint amour pour s'élever à leur suprême Auteur.

L'Ouvrage que j'entreprens, est un hommage que je consacre à la Religion & à la vertu, à la gloire des Grands-hommes & au progrès des Sciences. Vous m'en avez inspiré le plan; vous m'en avez livré les matériaux, je viens vous en offrir les prémices.

ÉPITRE.

Que ne puis-je, MADAME, repréfenter ici votre mérite perfonnel fous un point de vuë qui fixe toute l'attention! Que ne puis-je encore, par des éloges dignes de tous les applaudiffemens, intereffer à la fois la mémoire des perfonnes dévouées, comme vous l'êtes, au bien public, & la gloire des Provinces qui ont le bonheur de les poffeder! Des célèbres Académiciens ant déjà prévenu mes defirs, en répandant des fleurs fur les traces de votre belle renommée. Mais on ne fçait pas encore que vous êtes la première, & peut-être la feule Dame qui aïés cultivée l'hiftoire

Naturelle de Champagne avec un succès distingué.

Oserai-je le dire, que vous êtes & la mere, & la propagatrice, & la favorite de l'histoire Naturelle de votre Patrie ? Que votre Cabinet est le plus ancien monument qui ait encore paru dans cette Province, pour exposer aux yeux des Curieux toutes ses plus précieuses raretés ? En effet, quel est le Naturaliste reconnoissant, parmi vos Patriotes, qui ne se félicite d'avoir jetté les fondemens de ses collections sur les pieces choisies qu'il tient de votre libéralité ; ou du moins ; qui ne puisse se flater de les avoir

ÉPITRE.

considérablement augmenté par vos présens ? Ce n'est pas tout, les plus grandes Villes de l'Europe connoissent depuis long-tems Courtagnon. Les Sçavans les plus illustres sont honorés de la correspondance d'une Dame née pour les enrichir, aussi bien que les Sciences par ses découvertes.

Agreés, MADAME, s'il vous plaît, mes empressemens à souscrire aux honneurs qui vous sont décernés de toute part; & tandis que mille bouches éloquentes sont ouvertes pour célébrer vos louanges, qu'il me soit permis de devenir le très-humble admirateur de vos éminentes vertua. J'en connoia le prix. J'ai eu tant de foia la douce satisfaction de m'édifier à vos exercicea de pieté, d'être témoin de voa étudea férieusea. Que dirai-je de plua ? j'ai eu l'avantage de vous accompaguer maintefoia dana voa amusemena Philosophiquea, & d'y voir briller par tout la modeste Sagacité & voa obfervationa. Delà l'ardeur desir d'étendre mea connoiaaancea J'ea enflammé de plua en plua. Voua l'avez gracieufement feconde en m'accordaut l'entrée de votre Cabinet, & je me fuia paaaionné pour lui. J'ai confidéré, j'ai examiné, j'ai Scrupuleuaement obfervé mon Sujet

dana

ÉPITRE.

dans toute son étenduë ; j'ai décrit toutes ses richesses. Et dans une espece de ravissement qui charmoit mon application, j'ai résolu d'emprunter le langage des Dieux pour chanter les beautés de ce Cabinet magnifique.

C'est un Poëme que ma gratitude vous devoit à juste titre, MADAME ; mais elle n'est point acquittée par ce foible prélude d'un Ouvrage mieux dirigé, qu'elle vous prépare, & dont vous m'avez laissé puiser le fonds dans le Temple érigé de vos propres mains à la belle Nature.

Souffrez que cette glorieuse Anecdote de vos travaux, soit transmise

B

ÉPITRE.

à la Postérité Sçavante par le
canal de ma plume; & qu'en vous
élevant à mon tour une Pyramide
dans les Fastes de la Litterature,
je puisse y laisser ce monument
autentique de la haute estime & du
profond respect avec lesquels je suis,

MADAME,

Votre très-humble &
très-obéïssant Serviteur
D***

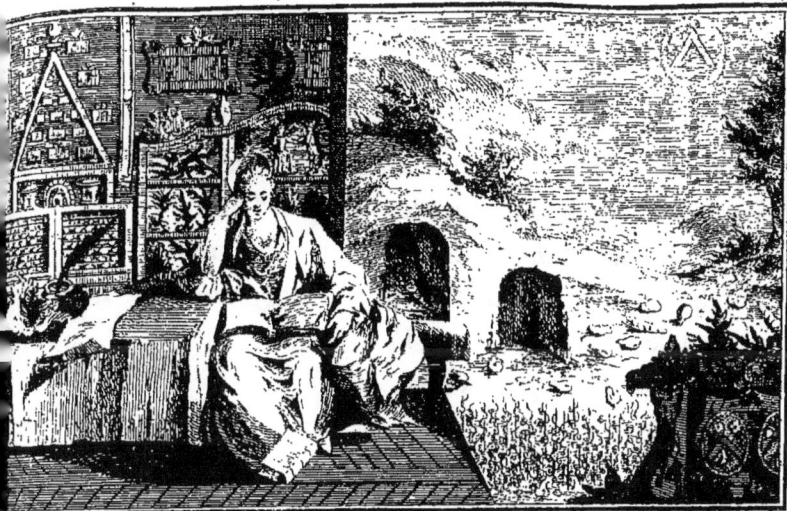

N. C. Varin del. et Sculp.

LE CABINET
DE COURTAGNON,
POËME.

Sunt etiam sua præmia laudi.

MUSES, divines Sœurs, ô Filles de mémoire,
Illuſtrés la Champagne, écrivés à ſa gloire;
Sur les aîles du Tems, pour la Poſtérité,
e ſes beaux Cabinets montrés l'utilité.
Tracés élegamment, Nymphe de la Peinture,
eſquiſſe des beautés de toute la Nature.

Venés, Graces, venés, pour les grands Amateurs,
Embellir nos lauriers de guirlandes de fleurs:
Préparés à Sapho la brillante couronne,
Du haut de Courtagnon, Apollon vous l'ordonne.

Amours, & vous Beaux Arts, employés le burin,
Mettés en lettres d'or sur des Tables d'airain,
Les Odes que ce Dieu lui chante sur sa lyre.
Pour Sapho venés tous, animer le porphyre,
Caractérisés bien son port, sa dignité,
Consacrés son Image à l'immortalité.

Que de cœurs enflammés sous cette allégorie!
Dévoilons à ces feux l'honneur de la Patrie.
Fastes des beaux Esprits, exposés au grand jour,
LE FRANC DE COURTAGNON, objet de son amour,
Digne de votre encens, la sage Doüairiere,
Du Sexe Champenois l'ornement, la lumiere;
Comme un Astre nouveau qui luit en nos Cantons,
Paroît à tous les yeux Émule des Platons.

Philosophes Français, illustres Personnages,
Qui des Pays lointains lui rendant vos hommages,
Admirés son esprit, ses soins, sa noble ardeur,
Son goût sûr, sa vertu, ses graces, sa candeur,
Son humble pieté, sa rare modestie,
Confondés à ses pieds la basse jalousie.

Zélés Cultivateurs de nos Arts libéraux,
Qui ne vous lassés point de grâvir les Côteaux,
De sonder les Ravins, ni de fouiller la Terre,
Épris des raretés qu'elle cache & resserre,

Venés à Courtagnon. Obfervés, Studieux,
Du Globe fubmergé les fignes curieux.
L'amas de ces tréfors enrichiffant l'Hiftoire,
Préconife LE FRANC, il la couvre de gloire;
Et fon cœur généreux, en partageant fes dons,
ngage les Sçavans à louer nos Cantons.
  Champagne reconnois le Nom qui te relève,
ontemple un Monument que la Sageffe acheve!
e fes habiles mains exalte les travaux;
ls te font Philofophe, & foulagent tes maux.
'ante ta Protectrice au nom de tes Artiftes;
élebre la Clio de tes Naturaliftes;
aiffe aux Peuples voifins admirer fa douceur,
on affabilité, fes bienfaits, fon grand cœur.
'os Villes, nos Hameaux n'ont qu'une voix pour elle.
our peindre fes vertus, il faudroit un Appelle.
  Si par fois le beau feu du Parnaffe Français
animoit mes efprits & mes foibles effais!.....
  mes vœux, Dieu des vers, vient féconder ma veine:
fpire mes accens, & foûtiens mon haleine.....
égafe prend fon vol, m'enlève à Courtagnon.....
entre tout enchanté dans ce facré Vallon.
Séjour délicieux, qui m'offre la culture
es Arts & des grandeurs de la belle Nature.
es Graces & les Ris, les Mufes & les Jeux,
ar leurs charmans concerts y comblent tous les vœux.
à les foins de Minerve, & les charmes de Flore,
es attraits de Cerés, ■ les rofes de l'Aurore,

La lyre d'Apollon, & les lauriers de Mars,
Varians les plaifirs, attirent les regards.
J'y vois l'olivier franc, les myrthes de Cythère
Sympatifer toujours en chaque caractère.
J'y vois !.... tout accompli. Œuvres du Créateur,
LE FRANC pour dévoiler votre augufte fplendeur,
Et pour mieux s'élever au grand Dieu qu'elle adore,
Étale aux Curieux, aux Amis qu'elle honore,
Un raviffant fpectacle, où le doigt du Très-Haut,
Indique fon Ouvrage, & fe peint fans défaut.

    Ouvrés-vous, Cabinet, riche dépofitaire
De tant d'objets creés, pour inftruire & pour plaire.
Tout ce que la Nature & l'Art ont de plus beau,
Vous le réuniffés. Ebauchons ce Tableau.

    Du fond des vaftes Mers précieux Coquillages,
Raffemblés en milliers des plus lointains Rivages,
Monftres marins, Poiffons, Polypiers & Coraux,
Brillés, raviffés-nous, effacés les Criftaux.

    Et vous, Oifeaux charmans, par vos riches parures,
Relevés de ce lieu, les galantes dorures.

    Animaux finguliers du liquide Élément,
Tapiffés le plafond du bel appartement.

    Infectes, Papillons, fous les plus fines glaces,
Fleuriffés à nos yeux, multipliés vos graces;
Tandis que mon pinceau, de vos vives couleurs,
Emprunte des appas pour toucher mes Lecteurs.

    Quel fomptueux deffein ! Quel goût ! Quelle ordonnance!
Quel enfemble brillant ! Quelle rare abondance!

Dans ces beaux Coquilliers, au fond de ces tiroirs,
Tout répond à l'éclat de cent nobles miroirs.
Enfin dans ces contours, Quel art ! Quelles richeffes !
　Entrailles de la Terre, étallés vos largeffes.
La rareté, le prix, & la variété
Intereffent le Sage & ● la Societé.
　Suite de Mineraux de différens Climats,
Mobile du Négoce, aliment des États,
Riches échantillons, beaux jeux de la Nature,
Des Métaux précieux révélés la ftructure.
Qu'on connoiffe par tout votre jufte valeur,
Sans jamais oublier votre fuprême Auteur.
　Quel feu darde à nos yeux la brillante Pyrite ?
L'art en fait un bijou, mais de peu de mérite ;
Son éclat fatisfait la curiofité,
Chaque chofe a fon prix & fon utilité.
　Pierres dures, Cailloux, Fond des Roches antiques,
Agathes, Marbres fins, Tablettes magnifiques,
Argus, à votre afpect, eût été tout furpris
Frappé du bel émail de votre coloris.
　Coulés, Mufe, en mes vers, les charmes, l'élégance,
Ce poli naturel, cette fine nuance,
Pour calquer à l'efprit d'autres productions,
D'un deffein varié fans variations.
　De nos Monts efcarpés, des creufes de nos Plaines,
De nos Sables mouvans, des fources des Fontaines,
Du fein de nos Rochers, des puits de nos Crayons,
Et des lits argilleux des Champs que nous frayons,

Coquilles paroiffés. Parlés par vos figures ;
Prouvés le grand Déluge à nos races futures.
Que vos tas de débris, votre déplacement,
Avec vos traits marins, foient tout votre argument.

    Que j'aime à contempler cette nombreufe fuite,
Conftante dans fes plans, & toujours reproduite !
Étrangére à la Terre, elle peuple les Eaux :
D'où vient le Coquillage avec fes Vermiffeaux.

    Pétrifications ! Que ce mot dit de chofes !
L'infini nous confond dans ces métamorphofes.
Dieu voile fes fecrets ; & fes perfections,
Exigent en tous lieux nos adorations.

    Brillés, beau Cabinet, où les corps analogues,
Inftruifent fans ennui, mieux que nos Catalogues.
Le Franc vous enrichit ; fon œil obfervateur,
Charme tout à la fois, & l'efprit & le cœur.
Appareils de plaifirs, pleins de délicateffe,
Nobles amufemens, dignes de la Sageffe,
Illuftrés Courtagnon, que je peins en mes vers ;
Champagne répands-les aux coins de l'Univers.

Illic præclara opera & mirabilia. . . . . . Omnia autem Domini fecit, & piè agentibus dedit Sapientiam. Eccli. 43. ℣. 27. 37.

Là font les grands ouvrages & les merveilles du Seigneur...
Il eft le Créateur de toutes chofes, & il a donné la Sageffe à
ceux qui vivent dans la pieté. *Ecclefiaft. Chap. 43. ℣. 27. 37.*

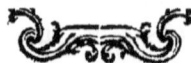

PYRAMIDALIS

INSCRIPTIO.

PLAUDITE CIVES.

❧❧

AD PERPETUAM REI MEMORIAM.
CAMPANIA ILLUSTRATA
AB HISTORIÆ IPSIUS NATURALIS,
STUDIOSISSIMA, SAGACISSIMA, RELIGIOSISSIMA,
PROTO-PARENTE
DOMINA D. MARIA-CATHARINA LE FRANC,
SUPREMI QUONDAM PRÆSIDIS,
AQUARUM, SYLVARUMQUE CAMPANIÆ, REFORMATIONI,
D. D. LAGOILLE A CURIA-TANIONIS
DOTATA VIDUA;
QUÆ SUIS, IPSA,
MANIBUS, CURIS, LABORIBUS, SUMPTIBUS,
GENUS OMNE FOSSILIUM
IN PROVINCIÆ FINIBUS DELITESCENTIUM,
COLLEXIT, AGGREGAVIT, MULTIPLICAVIT, COMPLEVIT.
SED ET É REMOTISSIMIS ORBIS PARTIBUS,
MARINAS ÆQUE AC TERRENAS PRODUCTIONES,
RARISSIMAS, SPECIOSISSIMAS, ADEPTA,
AD MAJOREM
CONDITORIS DEI OMNIPOTENTIS
GLORIAM;
AD NEPOTUM CARISSIMORUM INSTITUTIONEM;
AD DOCTORUM OMNIUM ÆMULATIONEM;
AD LIBERALIUM PROPAGATIONEM ARTIUM,
ORYCTO-PINACO-THECAM SPLENDIDISSIMAM,
IN SUO CURIÆ-TANIONIS CASTRO,
JAM A MULTIS ANNIS INCŒPIT.
PATET TANDEM OMNIBUS NATURÆ STUDIOSIS
DITATUM HOC, NOBILITATUM ATQUE PERFECTUM
A MATRONA NOBILISSIMA
NATURALIS HISTORIÆ MONIMENTUM,
✴ *ANNO DOMINI CURRENTE*
M. DCC. LXII.

AUX CURIEUX NATURALISTES.

L'*AUTEUR de ces Feuilles vous les préfente comme l'Annonce d'un Ouvrage plus confidérable en Profe, qu'il fe propofe de donner dans peu au Public fous ce Titre*: HISTOIRE NATURELLE DES FOSSILES DE CHAMPAGNE, AVEC LA DESCRIPTION DU CABINET DE COURTAGNON.

Cet Ouvrage n'aura pas la féchereffe des fimples Nomenclateurs. Il fera enrichi de Differtations fur l'origine des chofes, d'Obfervations intereffantes à l'Hiftoire Naturelle en général, & de Planches gravées en taille douce, qui acheveront de mettre les Lecteurs au fait des matières qui feront traitées le plus intelligiblement qu'il fera poffible.

L'Édition *fera conforme à ces Feuilles*, *tant pour le papier*, *les caraćtères & la gra-vure*, *que pour le format. Il en réfultera un Volume de fix cent pages in-4°.*

Le plan de l'Ouvrage va être expofé dans le Difcours fuivant.

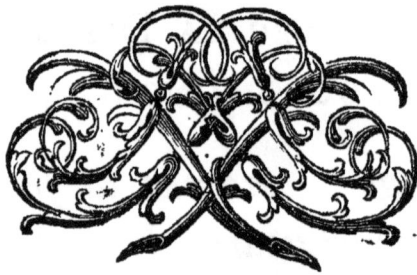

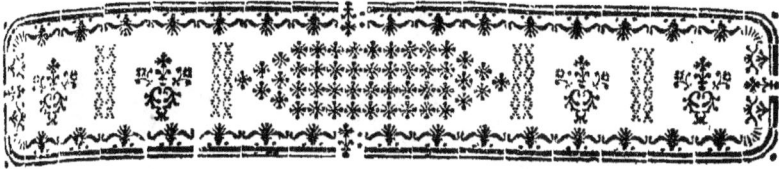

DISCOURS

PRÉLIMINAIRE

SUR L'HISTOIRE NATURELLE

DES FOSSILES

DE CHAMPAGNE.

RES, NON VERBA.

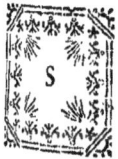

I » l'Histoire Naturelle n'est presque que le récit » de la suite des faits que la Nature nous offre, * » un Naturaliste est, je crois, un Philosophe qui étudie avec soin la marche de la Nature dans ses opérations pour en rendre compte de la manière la plus propre à inspirer du goût pour ses beautés. Il s'insinuë, comme par degrés, dans ses secrets ; il envisage les événemens qui influënt dans ses révolutions ; il ne perd jamais de vuë son suprême Modérateur ; il ne le confond pas avec l'aveugle hazard ; & il tâche d'écarter, des matières qu'il traite, une confusion d'idées qui ne serviroit qu'à obscurcir ses raison-

* Reaumur, Histoire des Insectes, Préface du II. Tom. pag. xliij. Édit. in-12.

nemens. Bien peindre & caractérifer chaque chofe, c'eft tout l'art du Naturalifte.

Effayons nous fur les Foffiles de Champagne. Il s'agit de divifer, de définir, de faire connoître les différens objets qui compofent fon fol. Enchaînons les de telle forte, que nous puiffions recréer & inftruire par nos defcriptions, & que le corps de notre Hiftoire ne foit ni infipide ni infructueux.

Nous avons à parcourir, en efprit, un terrein très vafte pour la multiplicité des richeffes qu'il contient, & infiniment petit, eu égard à l'étenduë immenfe du Globe terreftre, dont il n'eft qu'une parcelle. La croute de la Terre eft à-peu-près la même par tout. Qui croiroit, qu'un échantillon, comme la Province de Champagne, va nous donner prefque autant d'ouvrage que tout le Globe terreftre entier ? Hiftoire Naturelle des Foffiles : quelle carrière à remplir que celle-là ! Encore ne faut-il pas fe rebuter dès le premier pas de notre entreprife, ni effrayer nos Lecteurs, au lieu de leur procurer les agrémens que nous leur avons promis.

La befogne eft toute taillée, commençons à l'ourdir. La fortune aide le courage. Soixante-cinq lieuës de long, fur trente à quarante de large, c'eft tout ce que la Champagne nous offre à fouiller, à obferver & à décrire. Les Villes confidérables de cette Province, fes gros Bourgs, fes anciens Châteaux, fes Villages nombreux, fes Hameaux difperfés, ne nous occuperont que rélativement à l'Hiftoire Naturelle. Nous indiquerons, en les nommant, les lieux précis de nos découvertes. S'il y a dans leur enceinte des Cabinets curieux, des Amateurs, des Naturaliftes diftingués, nous nous ferons un

devoir d'en parler avec éloge. Mais nous n'aurons pas la té-
mérité d'ambitionner les lauriers de ces Plumes fçavantes, qui
dévouées à l'Hiftoire Civile & Eccléfiaftique de la Champagne, ou à immortalifer les grands Hommes à qui elle a donné
le jour, femblent devoir elles feules fixer l'attention de tous Les
Citoyens. Nous nous concentrerons dans l'étenduë de nos Val-
lées; nous ferons notre principale étude des Terres de nos
Champs; nous nous bornerons à analifer en quelque forte nos
Montagnes. C'eft dans leur fein qu'il faut pénétrer. C'eft dans
leurs plus grandes excavations qu'il faut porter le flambeau de
la Philofophie; & c'eft en même temps aux couches extérieures
de leurs terroirs qu'il faut s'arrêter, pour trouver les tréfors
naturels que nous cherchons.

La Nature vient en ces lieux les offrir avec profufion à nos
regards. Tout ce que nous foulons aux pieds eft du reffort
de notre genre d'étude : terres, fables, graviers, pierres,
cailloux, mineraux, coquilles enfouies, bois & plantes mé-
tamorphofées, animaux de tous genres & de toutes efpeces,
confondus, confervés ou détruits dans ces débris divers du fol
qui foûtient nos pas. Lambeaux précieux, qu'il eft queftion de
rapporter à des êtres vivans! Matière immenfe, qu'il s'agit de
ranger dans l'ordre le plus naturel qu'il eft poffible ! Secrets de
la Nature, qu'il faut s'efforcer de dévoiler autant qu'elle le
permettra !

Comment s'y prendre pour voir le complément d'une tâche
confidérable ? Le voici. Premierement découvrir, seconde-
ment raffembler fous un même point de vuë l'immenfité de nos
heffes. Enfuite de leur arrangement méthodique, indiquer

leur origine , leur nature , leur analogie , leurs proprietés, leur ufage. Démontrer fur tout combien les ouvrages du Tout-puiffant font admirables & magnifiques , & combien grande doit être notre reconnoiffance envers fa Divine Majefté.

Nous ofons le dire, nous avons fait des découvertes depuis quinze ans que nous avons eu occafion de parcourir en Na-turalifte les différens territoires de la Champagne ; & nous avons eu l'avantage de voir tout ce qu'on y a découvert, jufqu'à nos jours, dans plufieurs Cabinets intereffans, & fur tout dans celui de Courtagnon , à l'arrangement & à l'augmentation du-quel nous nous fommes empreffés de contribuer. Des Amateurs, des Curieux, des Sçavans nous ont communiqué bien des fois leurs lumieres dans nos recherches ; ils nous ont même prêté, avec complaifance, des Livres de leurs Bibliothéques choifies dont nous avons eu befoin. Les plus beaux Traités d'Hiftoire Naturelle ont paffés par nos mains. Nous nous les fommes rendus familiers fans nous rendre partifans d'aucuns. Nous avons appris à raifonner avec eux , fans renoncer au droit que la Philofophie nous laiffe de raifonner en notre particulier, avec toute la prudence & la difcrétion requifes, pour expofer, développer & foûtenir des Syftêmes.

Plus hardis , peut-être, qu'aucun de ceux qui nous ont pré-cédé , nous oferons entamer l'Hiftoire des Coquilles Foffiles. Mais aurons-nous le bonheur de réuffir ? S'en flatter d'avance, ce feroit pédantifme ; defefperer tout-à-fait, ce feroit pufilla-nimité. Embarquons-nous avec un defir fincére de travailler pour en venir à bout. Les vrais Sçavans auront affez d'in-dulgence pour favorifer des tentatives qui ne feront pas tout-à-fait inutiles. Et ceux, qui mettront après nous la main à l'œuvre fur un fi vafte fujet, trouveront au moins de bons matériaux raffemblés par nos foins.

Traçons enfin le plan de cet Ouvrage en particulier. Nous l'intitulons : *HISTOIRE NATURELLE DES FOSSILES DE CHAMPAGNE, AVEC LA DESCRIPTION DU CABINET DE COURTAGNON.* Ces deux grands Objets réunis en un même corps, nous obligent naturellement à le partager en deux Livres. Le Livre premier fera pour l'Hiftoire des Foffiles ; Le Livre fecond contiendra le détail de tout le Cabinet.

Géologie, Lithologie, Mineralogie, Conchyliologie. Voilà précifément des mots que nous ne nous foucions pas de repéter fouvent, & qui indiquent quatre Sujets principaux qui doivent nous occuper dans le Livre premier, puifque nous nous propofons de difcourir fur la Terre, fur les Pierres, fur les Mines, & fur les Coquilles Foffiles de toute la Champagne. Le premier Livre de notre Ouvrage aura donc quatre Parties ; & pour ne pas faire de l'Hiftoire des Foffiles une fcience de mots plutôt que de chofes, nous n'employerons, que le moins qu'il fera poffible, tous ceux qui feront étrangers à notre Langue, & pour l'explication defquels il faudroit néceffaire-ment groffir ce Volume, y ajoûter peut-être un Dictionnaire pour Supplément, ou renvoyer les Lecteurs à ceux que cer-tains Naturaliftes ont été obligés de faire.

Pourquoi tant de bigarrures, de grec & de latin dans notre Langue ? Tous les jours des termes nouveaux qui arrêtent les Lecteurs, ou qui écorchent les oreilles quand on les entend

D

prononcer. Nous écrivons pour nous faire entendre & pour plaire. Pourquoi donc renvoyer à la Grammaire grecque pour expliquer du Français ? ou pourquoi exiger que tous ceux qui nous lifent , fçachent le Grec & le Français en même temps?

Pour remédier à cet inconvénient , nous éloignons tous les embarras. Nous donnons une Hiftoire naturelle , Françaife, coulante , aifée , agréable , & s'il fe peut même , à la portée d'une Jeuneffe paffablement inftruite. Il eft du devoir d'un Auteur de fe charger foi-même de toute la fatigue de l'étude, pour n'en montrer aux autres que les fleurs & les fruits.

Rien de plus intelligible que nos Titres généraux relatifs aux quatre Parties de l'Hiftoire des Foffiles. I. Partie, des Terres. II. Partie, des Pierres. III. Partie , des Mines IV. Partie , des Coquilles Foffiles.

Chaque Partie fera précédée d'un Difcours préliminaire rélatif à ce qui doit y être traité. La Partie Hiftorique fuivra ce Difcours ; elle comprendra la lifte des Foffiles de toute la Province, l'indication des Lieux où on les trouve ; la defcription du terrein ; celle des pieces les plus confidérables , & la méthode de leur arrangement dans les Cabinets , fuivant leurs genres , efpeces & varietés. Cette lifte ne fera pas une notice féche & décharnée ; elle contiendra la définition ou la defcription de chaque chofe , & les obfervations qui mériteront la peine d'être expofées fur chacune d'elles.

La Partie fyftématique terminera chaque Traité particulier, pour s'exercer d'une manière plus étenduë fur l'origine des Curiofités naturelles Foffiles. C'eft elle qui fournira les Queftions à réfoudre , & les Théfes à foûtenir. C'eft ici que l'on approfondira fon fujet ; que l'on développera le Méchanifme de de la Nature ; que l'on fera ufage des nouvelles découvertes ; que l'on combinera les faits ; que l'on aura recours aux expériences ; que l'on déduira les conféquences des comparaifons ; & qu'enfin on tâchera de montrer , que » c'eft une agréable » Ecole que celle où l'on nous inftruit par les yeux , & où la » vérité prévient nos recherches, en fe préfentant à nous fous » les déhors les plus propres à nous attirer a elle. * »

Le fecond Livre de notre Ouvrage aura autant de Parties qu'il y a de pieces d'Architecture employées à contenir la grande collection du Cabinet de Courtagnon. On en compte cinq ; fçavoir , la Galerie , le Salon , l'Alcove , la Tour & la Bibliothéque.

Pour en donner une jufte idée , on réunira , dans le corps de l'Ouvrage , les plans généraux & particuliers aux defcriptions détaillées des objets les plus intereffans , & des fuites les plus précieufes que ce Cabinet renferme. Et qui voudra comparer ces defcriptions avec le Poëme qui en eft le prélude , fera pleinement convaincu , que nous n'avons rien exagéré dans nos Vers.

Les Figures bien gravées font, pour ainfi dire , l'ame de l'Hiftoire Naturelle. Elles fuppléent aux Cabinets & à la préfence des objets que tout le monde ne peut fe procurer. Notre principale attention fera donc de choifir des Graveurs intelligens pour orner notre Ouvrage du Tableau de tous les objets intereffans des Foffiles de Champagne. Toute la fuite des Coquilles, dont nous avons près de deux cent efpeces diffé-

* Pluche, Spect. de la Nature, Tome III. pag. 469.

rentes , y figurera d'une manière diftinguée. Tout fera gravé
d'après nature , & il y aura près de quatre çent figures raf-
femblées dans quarante-cinq Planches *in*-4°. qui feront diftribuées
dans tout le Volume. Quelques Cartes particulieres de certains
Cantons, inférées dans l'Ouvrage, acheveront d'y donner tous
les éclaircissemens dont il pourroit avoir befoin. Pour tout
dire en peu de mots, c'eft du nouveau , de l'utile & de l'a-
gréable que nous nous propofons de donner , en nous atta-
chant plus aux chofes qu'aux paroles. *Res , non verba quærimus.*

Vu , permis d'imprimer , à Chaalons ce 27 Novembre 1762.
BREMONT.